BEI GRIN MACHT SICH IHR WISSEN BEZAHLT

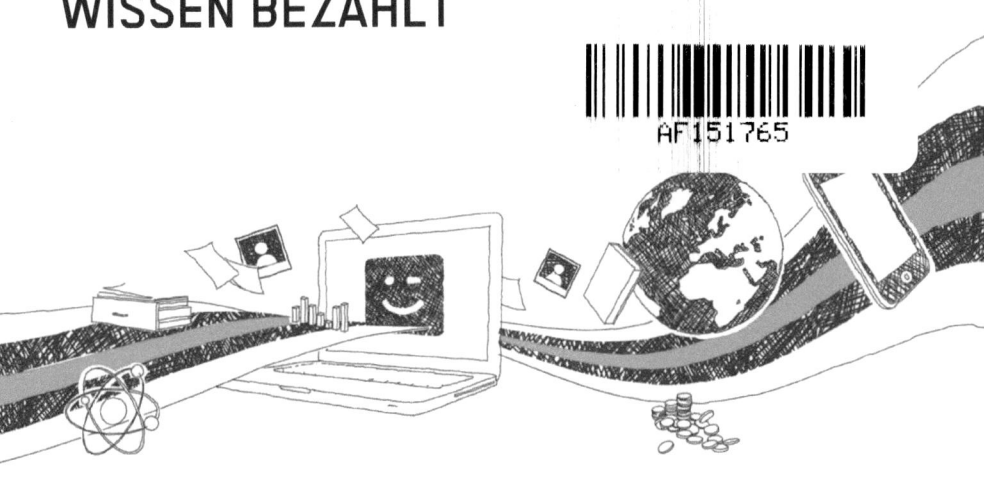

AF151765

- Wir veröffentlichen Ihre Hausarbeit, Bachelor- und Masterarbeit

- Ihr eigenes eBook und Buch - weltweit in allen wichtigen Shops

- Verdienen Sie an jedem Verkauf

Jetzt bei www.GRIN.com hochladen und kostenlos publizieren

Sascha Schmid

Persuasive Kommunikation in der Gesundheitsförderung

GRIN Verlag

Bibliografische Information der Deutschen Nationalbibliothek:

Die Deutsche Bibliothek verzeichnet diese Publikation in der Deutschen National-
bibliografie; detaillierte bibliografische Daten sind im Internet über http://dnb.d-
nb.de/ abrufbar.

Impressum:

Copyright © 2011 GRIN Verlag GmbH
Druck und Bindung: Books on Demand GmbH, Norderstedt Germany
ISBN: 978-3-656-55269-7

Dieses Buch bei GRIN:

http://www.grin.com/de/e-book/265613/persuasive-kommunikation-in-der-
gesundheitsfoerderung

GRIN - Your knowledge has value

Der GRIN Verlag publiziert seit 1998 wissenschaftliche Arbeiten von Studenten, Hochschullehrern und anderen Akademikern als eBook und gedrucktes Buch. Die Verlagswebsite www.grin.com ist die ideale Plattform zur Veröffentlichung von Hausarbeiten, Abschlussarbeiten, wissenschaftlichen Aufsätzen, Dissertationen und Fachbüchern.

Besuchen Sie uns im Internet:

http://www.grin.com/

http://www.facebook.com/grincom

http://www.twitter.com/grin_com

Sascha Schmid

Persuasive Kommunikation
in der Gesundheitsförderung

Seminararbeit im Rahmen des Seminars:

Kommunikationstheorien

INSTITUT FÜR SPORT- UND BEWEGUNGSWISSENSCHAFT
UNIVERSITÄT STUTTGART

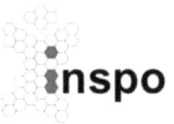

SS 2011, 25. AUGUST

Inhaltsverzeichnis

3

1 Einleitung

Friedrich Nietzsche erkannte einst: „Es ist nicht genug, eine Sache zu beweisen, man muss die Menschen zu ihr auch noch verführen."[1] Es liegt wohl in der Natur des Gesundheitsförderers, ja des Menschen überhaupt, dass er seine Erfahrungen und Erkenntnisse überzeugend darzustellen vermag. Jahrelange empirische Forschungsarbeit und theoretische Fundierung nützen dem praktischen Gesundheitskontext wenig, wenn die Menschen davon nicht überzeugt werden können. Ohne jeden Zweifel muss die Dissemination geplant, systematisiert, fundiert und schließlich evaluiert werden, aber sie muss auch persuasiv konzipiert sein.

Die Gründe für die wissenschaftliche Anwendung der persuasiven Kommunikation liegen in der individualisierten Gesellschaft auf der Hand. Durch das ständige Hinterfragen der Sinnhaftigkeit des eigenen Lebens, das permanente Hinterherhecheln immer neuerer gesundheitlicher Trends – Healthismus als eine Perversion der Gesundheit sei an dieser Stelle zu erwähnen – ist den Scheinexperten und Scharlatanen Tür und Tor geöffnet.[2] Kurzum die Flut an falschen Informationen zum Thema Gesundheit stimmt äußerst bedenklich. So gesehen wäre es auch utopisch anzunehmen, die Menschen würden aus der Kraft der eigenen Vernunft sämtliche gesundheitsbezogene Informationen rational verarbeiten und selegieren, um ein optimales Gesundheitsverhalten zu ermöglichen (vgl. Cialdini, Maner & Gerend, 2007, S. 267). Vielmehr orientieren sich die meisten Menschen am Charisma des Kommunikators, an den Versprechungen, die er vermittelt und an den Hoffnungen, die damit verbunden sind.

Diese kritische Situation auf dem Gesundheitsmarkt verlangt von einem Gesundheitsförderer ein hohes Maß an persuasiver Kompetenz, um sein evidenzbasiertes Wissen verkaufen zu können. Folgende Forschungsfragen sind hierbei zu beantworten: Wie lassen sich die Prinzipien der Persuasion im Feld der Gesundheitsförderung anwenden und wie gelingt es jene Prinzipen in die Kommunikationswissenschaft bzw. in die Sozialpsychologie theoretisch einzuordnen?

Aus dem gesagten folgt erstens, dass Gesundheit als ein Produkt betrachtet wird, das es zu verkaufen gilt und zweitens Persuasion ist keine Manipulation. Vor allem die letztgenannte Prämisse steht am Ende dieser Arbeit in der kritischen Reflexion zur Diskussion.

---

[1] Zitat entnommen aus Braun, 2007, S.124
[2] Der überaus sarkastische Beitrag von Ernst, 2005, S.33-34, ist hier sehr zu empfehlen.

2 Persuasive Kommunikation – Eine Begriffsbestimmung

Eine angemessene Definition des Terminus *Persuasion* zu finden, erscheint als mühevolles Unterfangen, wenn man bedenkt, welche eher negativen Konnotationen mit dieser Begrifflichkeit in der Alltagswelt verbunden sind. Zudem muss diese Definition dazu geeignet sein, zur besseren Strukturierung und Systematisierung der persuasiven Kommunikation beizutragen.

In diesem Sinne ist zunächst die definitorische Bestimmung von Schlicht und Strauß (2003, S. 31) zu betrachten. Die Autoren verstehen unter persuasiver Kommunikation das Bemühen, „argumentativ auf andere Personen einzuwirken und sie so zu überzeugen, eine erwünschte Einstellung zu übernehmen." Obwohl dieser Definitionsversuch zu kurz gegriffen ist, da hier nur eine einseitige Betrachtung von Argumenten vorgenommen wird, erhält er doch ein sehr bekanntes psychologisches Konstrukt, welches für die Verhaltensmodifikation von entscheidender Bedeutung ist.[3] Eine andere Möglichkeit den Begriff Persuasion näher zu fassen, bietet Miller (2002, S. 6):

> „situations where behavior has been modified by symbolic transactions (messages) that are sometimes, but not always, linked with coercive force (indirectly coercive) and that appeal to the reason and emotions of the person(s) being persuaded."

Der gleiche Autor verweist allerdings auf die fehlende Spezifizierung bezüglich der verschiedenen *Arten* der Verhaltensmodifikation, die aufgrund der persuasiven Kommunikation entstehen.

In der Konsequenz erscheint die folgende Definition am ehesten für diese Arbeit operabel: „any message that is intended to shape, reinforce, or change the responses of another, or others" (Stiff & Mongeau, 2003, S. 10). Unter responses sollen hier Einstellungen verstanden werden, die entweder zuerst *geformt*, *verstärkt*, oder *geändert* werden. Ob es schließlich zu einer Verhaltensänderung kommt, ist damit aber noch nicht gesagt. Diesem Problem widmet sich die Theorie des geplanten Verhaltens, die ebenfalls im nächsten Kapitel im Detail vorgestellt wird.

Um die oben erwähnten drei Prozesse näher zu erläutern, sind Beispiele aus der Gesundheitsförderung hilfreich. Nehmen wir einmal an ein Forschungsteam von Gesundheitswissenschaftlern möchte ihr Konzept zur Etablierung körperlicher Aktivität im Betrieb der betreffenden Unternehmungsleitung nahe bringen. Da sich das Unternehmen bisher keine Gedanken über die betriebliche Gesundheitsförderung gemacht hat, ist es nun die Aufgabe der Gesundheitswissenschaftler, durch Vorträge oder Diskussionsrunden im Plenum, ein positives Image über die BGF zu er-

---

[3] Gemeint ist die *Einstellung*, die im nächsten Kapitel ausführlich beschrieben wird.

zeugen und über die wissenschaftlichen Erkenntnisse und Gesundheits-
chancen der körperlichen Aktivität zu berichten. Dies wäre ein Beispiel
für den Response-Shaping Prozess. Kommunikation in Selbsthilfegrup-
pen, dessen Teilnehmer bereits eine positive Einstellung zu einem Gesundheitsverhalten übernommen haben, kann als Beispiel für den
Response-Reinforcing Prozess verstanden werden. Für ehemalige Alko-
holiker berichtet Stiff und Mongeau (2003, S. 6): „Self-help groups pro-
vide social support and reinforce an individual's decision to remain so-
ber." Ist eine negative Einstellung schon vorhanden, etwa wenn eine Person über sich sagt: "Sport empfinde ich als anstrengend und gefährlich
und spielt deshalb in meinem Leben keine Rolle." In diesem Fall muss
versucht werden die Einstellung der Person zu verändern (Response-
Changing Prozess). So wäre darauf hinzuweisen, dass bereits moderate
körperliche Aktivität das Risiko für einen Herzinfarkt beträchtlich reduziert.

3 Das Konstrukt Einstellung

Einstellungen können als kognitives Schema interpretiert werden, „das
evaluatives Wissen einer Person über ein Einstellungsobjekt repräsen-
tiert" (Wänke & Bohrer, 2006, S. 404). Es handelt sich demnach um all-
gegenwärtige Bewertungsvorgänge, die in affektive, kognitive und konnative bzw. verhaltensbezogene Komponenten zerlegt werden, und relevan-
te Funktionen für das Individuum erfüllen (Wänke & Bohrer, 2006, S. 413;
Schlicht & Strauß, 2003, S. 23). Gelingt es nun durch persuasive Kommunikation eine Einstellungsänderung zu evozieren, erhöht dies auch die
Wahrscheinlichkeit ein entsprechendes Verhalten zu zeigen.[4] Wie es um
den genauen Zusammenhang von Verhalten und Einstellung bestimmt
ist, und welche anderen Variablen von Bedeutung sind, erklärt die Theorie des geplanten Verhaltens. Sowohl die Komponenten und Funktionen
der Einstellung, als auch die Theorie des geplanten Verhaltens, werden
in den nächsten Abschnitten dieses Kapitels näher erfasst.

3.1 Komponenten und Funktionen

Eine Aussage wie *ausreichend Bewegung empfinde ich als angenehm*
oder *Sport ist schlecht für mich*, spiegelt die affektive Komponente wieder. Handelt es sich aber um eine Aussage wie *Ich bin der Meinung, dass
körperliche Aktivität Stress reduziert*, so entspricht dies der kognitiven

---

[4] Nicht immer spielen Einstellungen ex ante eine Rolle für die Verhaltensmodifikation. Felser
(2007, S. 320f) nennt drei Möglichkeiten, wie ein Verhalten ohne Beachtung der Einstellung beeinflusst werden kann. Diese sind Belohnung/Bestrafung, Freundschaft/Sympathie
und Autorität/Gehorsam.

Komponente. Die konnative Komponente verleitet schließlich zu einem bestimmten Verhalten, zum Beispiel sich einer Laufgruppe anzuschließen. Aufschlussreich in diesem Zusammenhang ist die Äußerung von Schlicht und Strauß (2003, S. 23), dass die oben genannten Meinungen nicht zwingend zutreffend sein müssen; „entscheidend ist, in welchem Ausmaß eine Person von ihrer subjektiven Zuschreibung überzeugt ist." Dieser letzte Satz impliziert die Notwendigkeit für den Einsatz der persuasiven Kommunikation, um eine stabile und änderungsresistente Einstellung zu realisieren. In diesem Sinne spricht man auch von der Einstellungsstärke (vgl. Wänke & Bohrer, 2006, S. 405). Ergänzend muss noch hinzugefügt werden, dass das Konstrukt Einstellung nicht alle drei Komponenten enthalten muss (Felser, 2007, S. 318). Beispielsweise kann eine Person ihren esoterischen Lebensstil noch immer als Wohltat empfinden (affektive Komponente), obwohl die wissenschaftliche Empirie die positive Wirkung auf die Gesundheit als unwahr deklarieren muss (Kognitive Komponente).

Wänke und Bohrer (2006, S. 406) stellen fest, dass persuasive Kommunikation erfolgreicher ist, „wenn sie auf die zu Grunde liegende Einstellungsfunktion abgestimmt ist." Es erscheint daher sinnvoll einige Funktionen der Einstellung zu beschreiben. Stiff und Mongeau (2003, S. 20; zit. nach Katz, 1960) nennen eine *instrumentelle, adjustive* oder *utilitarian* Funktion, eine *ego-defensive* Funktion, eine *knowledge* Funktion, und eine *value-expressive* Funktion. Die erste Funktion äußert sich zum Beispiel in der positiven Einstellung gegenüber dem Feierabendbier, und der eher negativen Einstellung nach der Arbeit noch in das Fitnessstudie gehen zu müssen. Belohnende Erfahrungen werden demnach maximiert, anstrengende Erfahrungen dagegen minimiert (Stiff & Mongeau, 2003, S. 20). Kommt es zu einer Abwertung der Fremdgruppe, die möglicherweise das Selbstbild bedrohen, und dementsprechend zu einer Aufwertung der Eigengruppe, so kann dieses Beispiel als ego-defensive Funktion angesehen werden. Hingegen dienen Einstellungen als kognitive Schemata der Erleichterung bei der Verarbeitung neuer Informationen (Wänke und Bohrer, 2006, S. 405f). Die letzte Funktion beschreiben Stiff und Mongeau (2003, S. 21) als ein Mittel „for establishing and maintaining norms of social appropriatness."

3.2 Einstellung und Verhalten – Die Theorie des geplanten Verhaltens

Die Strategie der persuasiven Kommunikation verfolgt nicht nur den Zweck eine Einstellungsänderung bzw. eine erwünschte Einstellung zu ermöglichen, sondern zielt ebenfalls darauf ab ein dauerhaftes Gesundheitsverhalten zu initiieren. Zu diesem Zweck eignet sich die Theorie des geplanten Verhaltens, die die Frage klärt, inwiefern Einstellungen auf das

Verhalten einwirken (für einen umfassenden Überblick über das Ge-
samtmodell bieten Wänke & Bohrer, 2006; Schlicht & Strauß, 2003; Luszczynska & Sutton, 2007; Montano & Kasprzyk, 2008; Bartholomew,
Parcel, Kok, Gottlieb & Fernandez, 2011).
Die schematische Darstellung der Theorie zeigt Abbildung 1.

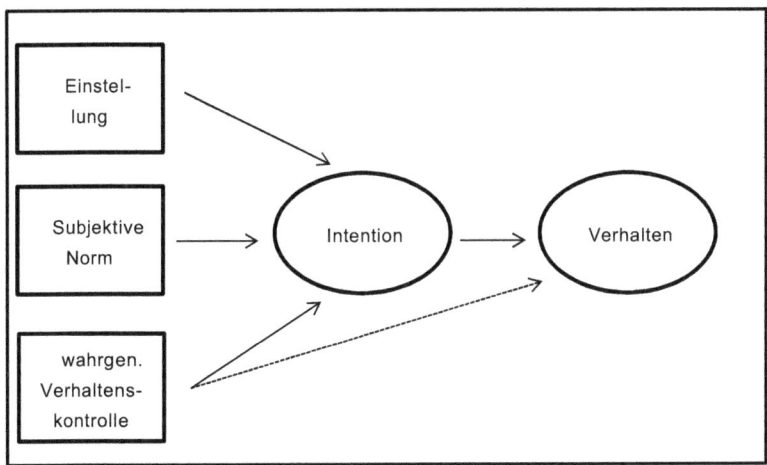

Abb. 1. Theorie des geplanten Verhaltens (nach Schlicht & Strauß, 2003, S. 26)

Der Fokus unseres Interesses richtet sich auf das Konstrukt der Einstellung, das additiv mit den zwei anderen Konstrukten verknüpft ist. Fallen
also die Subjektive Norm und die wahrgenommene Verhaltenskontrolle
raus, so kann die Einstellung immer noch als starker Prädiktor der Ver-
haltensintention gelten. Zu einem besseren Verständnis formulieren Bartholomew und Kollegen (2011, S. 72):

> „To understand attitudes toward a behavior, there must be correspondence,
> meaning that attitudes may predict behavior when both concepts are assessed at
> identical levels of action, context, and time. The attitude toward the behavior is
> determined by salient beliefs about the behavior. Each behavior belief links the
> behavior to a certain outcome or to an attribute (for example, "Going on a low-fat
> diet reduces my blood pressure"). Beliefs are weighted by the evaluations of those
> outcomes ("Reducing my blood pressure is very good for me")."

Ergänzend zu dem oben angesprochenen Korrespondenzprinzip, fügen
Schlicht und Strauß (2003, S. 25; zit. nach Fishbein und Ajzen, 1975)
noch die Zielgerichtetheit des Verhaltens (*target*) hinzu, welches noch die
intentionale Verhaltensvorhersage aus der Theorie des geplanten Verhaltens verbessert.

4 Kommunikationsmodelle und Persuasion

In diesem Kapitel sollen kursorisch einige grundlegende Modelle der Kommunikationswissenschaft präsentiert werden, die eine Einordnung der persuasiven Kommunikation erlauben.

Die basalen persuasionsrelevanten Elemente des Kommunikationsprozesses finden sich im einfachen *Sender-Empfänger-Modell* nach Shannon und Weaver (1994): Kommunikator bzw. Quelle, Kanal, Rezipient, sowie der Zeichenaustausch durch die linguistischen Vorgänge des Codierens und Dekodierens. Letzteres ist oftmals durch eine Inkongruenz gekennzeichnet. „So ist die Verarbeitung von Informationen von der Motivation und der Fähigkeit des Empfängers abhängig" (Traut-Mattausch & Frey, 2006, S. 537). Dieser Problematik widmen wir uns im nachfolgenden Kapitel mit dem *Elaboration-Likelihood-Model*.

Zudem ist die persuasive Kommunikation abhängig von dem jeweiligen soziokulturellem System (vgl. Kopperschmidt, 1976, S. 158). So ist es zum Beispiel möglich, dass persuasive Argumente für den Gebrauch von Verhütungsmitteln in der europäischen Kultur überzeugen, in der afrikanischen Kultur jedoch auf Ablehnung stoßen. Gleichwohl sollte nicht vergessen werden, welche Überzeugungskraft von der Charakteristika der Quelle ausgeht. Angesprochen sind hier die Prinzipien Autorität und Sympathie (vgl. Cialdini, 2010), die noch an späterer Stelle in dieser Arbeit diskutiert werden. Weitere entscheidende Einflussfaktoren wurden von der *Hovland-Gruppe* identifiziert. Dazu gehören Merkmale der Aussage, der Kommunikationsquelle und der Persönlichkeitsmerkmale der Rezipienten (ein Überblick bietet Burkart, 2002, S.198ff).

Im *Zwei-Aspekte-Modell* geht es weniger, um die Eigenschaften des Informationsaustausches, als vielmehr um die psychologischen Aspekte der Kommunikation (Traut-Mattausch & Frey, 2006, S. 538). Hierfür ist das zweite Axiom von Watzlawick, Beavin und Jackson (2011, S. 64) von Interesse: „Jede Kommunikation hat einen Inhalts- und einen Beziehungsaspekt, derart, dass letzterer den ersteren bestimmt und daher eine Metakommunikation ist." Traut-Mattausch und Frey (2006, S. 538f) verdeutlichen hierzu:

> Der Inhaltsaspekt enthält die Sachinformation, der Beziehungsaspekt weist darauf hin, wie die Information aufzufassen ist. Das heißt, der Beziehungsaspekt zeigt, wie der Sender vom Empfänger (positiv-negativ) verstanden werden möchte und wie er die Beziehung zwischen sich und dem Empfänger definiert."

In dieser Hinsicht nimmt die persuasive Kommunikation Einfluss auf den Beziehungsaspekt der Kommunikation. Angenommen ein Gesundheitswissenschaftler mit Doktortitel fragt einen Teilnehmer in einem Vortrag zur Bewegung und Gesundheit: „Werden Sie sich nun ausreichend körperlich aktiv verhalten?" Der Inhalt der Frage ist ein Ersuchen um das Maß der körperlichen Aktivität. Determiniert wird der Inhalt allerdings von dem persuasiven Beziehungsaspekt, der von der Mitteilung des Experten ausgeht. Mit hoher Wahrscheinlichkeit wird die betreffende Person als Laie dieser Beziehungsdefinition zustimmen.

Das Zwei-Aspekte-Modell erfuhr eine Erweiterung durch das *Vier-Seiten-Modell* bzw. durch das *Nachrichtenquadrat* (Burkart, 2002, S.124ff; Traut-Mattausch & Frey, 2006, S. 539ff). Die persuasive Kommunikation äußert sich hier vor allem im *Appell,* das heißt in der Beeinflussung des Denkens und ggf. des Handelns, sowohl auf Seiten des Senders als auch auf Seiten des Empfängers (Burkart, 2002, S.126).

5 Theorien der persuasiven Kommunikation

5.1 Communication-Persuasion Matrix (CPM)

Das Modell kombiniert zwölf Schritte des Persuasionsprozesses mit vier Kommunikationsvariablen in einer Matrix (McGuire, 1989, S. 45). Davon abgeleitet sind sechs Schritte wesentlich für den Überredungsvorgang. McGuire (1972, S. 118f; vgl. auch Schlicht & Strauß, 2003, S. 39) spricht hier von dem *Information-Processing Paradigm*: Demzufolge muss die persuasive Mitteilung zunächst in angemessener Form der Zielperson *präsentiert* werden. Diese Präsentation hat den Zweck genügend *Aufmerksamkeit* in der Person zu erwecken. Weiter müssen die Argumente der Mitteilung *verstanden* und *akzeptiert* werden. Kommt es in der Folge zu einer neuen Einstellung, so muss diese von der Person *beibehalten* und letztlich muss sie sich gemäß der neuen Einstellung auch *verhalten.* Wie Schlicht und Strauß (2003, S. 39) richtig erkennen, ist dabei jeder einzelne Schritt „proportional zum Produkt der vorangehenden Schritte." Das bedeutet, dass ein fehlendes Verständnis für die persuasiven Argumente den Prozess sehr wahrscheinlich unterbrechen würde. Andererseits ist festzustellen:

> „People do not always behave in this neat, orderly way and under some circum-stances later steps may occur in the absence of earlier ones or the order of some steps may be reversed (McGuire, 1972, S. 132).

Dennoch erhöht es die Wahrscheinlichkeit einer effektiven Persuasion, wenn alle Schritte durchlaufen werden. Gleichsam dient dieses Prozessmodell als Basis und Ausgangspunkt jeglicher persuasiver Kommunikation, gleichgültig auf welcher gesellschaftlichen Ebene diese stattfindet. Diese Schritte wiederrum sind abhängig von folgenden Kommunikationsvariablen: Quelle, Botschaft, Kanal, Empfänger und Ziel (*destination*), wie sie als unabhängige Variablen in der CPM vorkommen (vgl. McGuire, 1989, S. 45; ausführlich in der Darstellung vgl. McGuire, 1972, S. 112). Bezogen auf die prominente Eigenschaft der Quelle, weisen Bartholomew et al. (2011, S. 96) darauf hin, dass

„the use of celebrities in persuasive messages can have a positive effect on reception but may have a negative effect on yielding. Almost no variables have a universal, unidirectional effect on attitude and behavior change."

Somit ist der Schlüssel zu einer erfolgreichen persuasiven Kommunikation das passende Zusammenspiel aller Variablen. Der Expertenstatus eines Gesundheitsförderers nützt allein wenig, wenn er außer Acht lässt, welchen Kanal er bedient, welche Art von Botschaft er vermittelt (zum Beispiel furchterregend), welche Persönlichkeitsmerkmale und sozioökonomische Merkmale den Rezipienten charakterisieren, und wie Information schließlich elaboriert wird. Der letztgenannte Punkt ist Gegenstand des nächsten Abschnittes.

5.2 Das Elaboration-Likelihood Modell (ELM)

Um den Einfluss der persuasiven Kommunikation auf die gesundheitsrelevante Einstellung interpretieren und vorhersagen zu können, bedarf es einer theoretischen Konzeption der Informationsverarbeitung. Zur Beantwortung der Forschungsfrage, eignet sich daher das ELM, das in Abbildung 2 etwas vereinfacht repliziert worden ist.

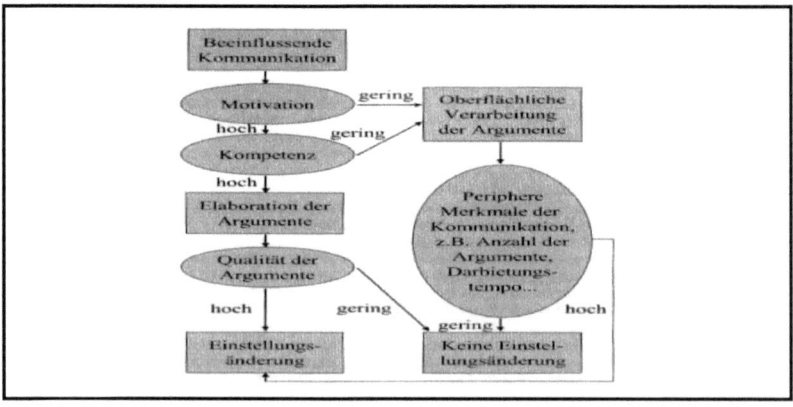

Abb. 2. Prozessmodel der Elaborationswahrscheinlichkeit (Felser, 2007, S. 327; nach Petty & Cacioppo, 1986, S. 4)

Eine prägnante Zusammenfassung des Modells formulieren Petty, Barden und Wheeler (2009, S. 195f):

„In the simplest sense, the ELM does three things. First, the ELM points to two routes to persuasion – a thoughtful and cognitively effortful route that occurs when the person is both motivated and able to think [...] and a less thoughtful route that occurs when motivation and ability are low. Second, the model points to consequences of these two routes. Thoughtful attitudes are [...] confidently held, persistent over time [...] and predictive of behavior. Third, the model specifies how variables have an impact on persuasion [...] Variables can influence a person's motivation to think or one's ability to think.

Diese sogenannten *Variablen* entsprechen in dieser Arbeit den Prinzipien der Persuasion nach Cialdini (2010), die im nächsten Kapitel auf das ELM angewendet werden sollen.[5] Überdies sollen jene Prinzipien auf einem Elaborationskontinuum verortet werden, auf dem periphere als auch zentrale Prozesse stattfinden und einen simultanen Einfluss auf die Einstellung ausüben (vgl. Petty et al., 2009, S. 189; zit. nach Petty, 1994). Tabelle 1 beinhaltet sodann die wichtigsten Aussagen zu diesen beiden Prozessen.

Tab. 1. *Kernaussagen zur zentralen und peripheren Route (Schlicht & Strauß, 2003, S. 33)*

Ist der Rezipient:	dann folgt auf der zentralen Route	dann folgt auf der peripheren Route
Hoch motiviert und verfügt über hohe Fähigkeiten	• Argumente wichtig • Dauerhafte Einstellungsänderung • Einstellungsänderung stabil gegenüber Gegenargumenten • Wahrscheinlich auch Verhaltensänderung	• Argumente ohne relevante Wirkung
Unmotiviert und hat geringe Fähigkeiten	• Argumente ohne relevante Wirkung	• Argumente unwichtig • Personenmerkmale des „Senders" relevant • Kurzfristige Einstellungsänderung • Geringer Einfluss auf das Verhalten

Es ist nach dieser Auflistung ersichtlich, dass persuasive Argumente auf der zentralen Route, die Einstellungs- bzw. die Verhaltensmodifikation umso wahrscheinlicher machen. Zu klären ist schließlich noch, was die Qualität eines Arguments ausmacht. Bartholomew et al. (2011, S. 99; zit. nach Petty & Wegener, 1998) präferieren folgende Faktoren:

- Expectancy value: people like outcomes that are likely and desirable and avoid outcomes that are likely and undesirable
- Causal explanations: a causal explanation will convince receivers of the likelihood of the outcome.

---

[5] Die eigentlichen Variablen, die in der ELM Forschung Beachtung finden, sind laut Stiff und Mongeau (2003, S. 220): *outcome-relevant involvement, message comprehensibility* und *need for cognition.*

- Functionality: arguments that match the way people look at the world are more convincing
- Importance: the relevance of outcomes determines the argument's effectiveness.
- Novelty: an unfamiliar or unique argument has more impact than does a familiar argument.

Zu beachten ist, dass solche qualitative Argumente ihre Stärke nur auf der zentralen Route entfalten bzw. effektiv sind, und nicht auf der peripheren Route (Bartholomew et al., (2011, S. 99).

6 Prinzipien der persuasiven Kommunikation

Bis hierher wurden die theoretischen Grundlagen für die persuasive Kommunikation gelegt und eine Einordnung derselben in die Basismodelle der Kommunikationswissenschaft vorgenommen.
Nun erfolgt die Einführung der Prinzipien nach Cialdini (2010), sowie deren Verwendung für die Gesundheitsförderung. Um die Effektivität dieser Prinzipien theoretisch zu überprüfen, dient das Modell der Elaborationswahrscheinlichkeit. Hernach ist eine Art Ranking der Prinzipien zu realisieren. Zunächst muss jedoch aus wissenschaftstheoretische Perspektive die Frage geklärt werden, was genau unter einem Prinzip zu verstehen ist, und ob diese Bezeichnung auch gerechtfertigt ist.

6.1 Prinzipien – Einige Kritikpunkte

Glanz, Rimer und Viswanath (2008, S. 28f) fassen die wesentlichen Kritikpunkte zum Thema Prinzipien im Kontext von Theorie, Forschung und Praxis zusammen:

> „Theories go beyond principles. Principles are general guidelines for action. They are broad and nonspecific and may actually distort realities or results based on research. Principles may be based on precedent or history or on research. At their worst, principles are so broad that they invite multiple interpretations and are therefore unreliable. In their weakest form, principles are like horoscopes: anyone can derive whatever meaning he or she wants from them. At their best, principles are based on accumulated research. In their best form, principles are the basis for hypotheses – "leading ideas," in the words of Dewey – and serve as our most informed hunches about how or what we should do to obtain a desired outcome in the target population."

Es wäre zweifelsohne eine gewaltige Beleidigung und Unangemessenheit, vergliche man die wissenschaftlich fundierten Erkenntnisse zu den Prinzipien der Persuasion mit dem Unwissen und Irrglauben der Astrologie. Wie Cialdini (2010, S. 11) selbst versichert – die zahlreich angeführten sozialpsychologischen Experimente belegen dies eindrücklich[6] -, sind die Grundlagen der Prinzipien „kontrollierte, psychologische Forschungsarbeiten", die durch qualitative Methoden der Beobachtung und der Interviews gestützt werden.

Folgt man der philosophischen Auffassung von Rescher (2010, S. 81), so hängt die Validität der Prinzipien von den Faktoren *reasoning* und *experience* ab. Der Autor zitiert: „In the end, then the validation of principles lies in their efficacy as guidance in relation to the aims of the realm of practice [...]." Wie im nächsten Abschnitt dieses Kapitels festzustellen ist, erweisen sich die Prinzipien als äußerst praxistauglich, und lassen sich problemlos auf die Gesundheitsförderung applizieren.

Bei all den positiven Bekundungen bezüglich der Prinzipien nach Cialdini, ist dennoch eines zu beachten:

> „Principles alone will in and by themselves never suffice to decide issues of practice. Mastering of the principles of medicine will not make one a good doctor, nor will knowledge of the principles of cooking make one a good chef" (Rescher, 2010, S. 74).

Für den Gesundheitsförderer und die Prinzipien der Persuasion gilt selbstverständlich dasselbe.

6.2 Prinzipien der Persuasion im Gesundheitskontext

Tabelle 2 bietet zunächst einen kompakten Überblick über die sechs Prinzipien einer effektiven Persuasion und deren Bedeutung in der gesundheitsbezogenen Kommunikation. Ein Beispiel, das alle sechs Prinzipien vereinigen würde, könnte wie folgt aussehen: eine freundliche und attraktive Gesundheitswissenschaftlerin mit ausgezeichneter Reputation verweist in ihrem Vortrag auf ein seit Jahren etabliertes und von der Landesregierung gefördertes Interventionsprogramm zur Reduzierung von psychosozialem Stressempfinden durch körperliche Aktivität. Sie verweist auf die limitierte Anzahl der Plätze und die Chance den lange angesprochenen aktiven Lebensstil in die Tat umzusetzen.[7]

Tab. 2. *Prinzipien der Persuasion und deren Implikation (Cialdini et al., 2007, S. 269)*

Prinzip	Definition	Implikation
Autorität	Personen sind einfacher durch Individuen zu beeinflussen, die als legitimierte Autoritäten wahrgenommen werden.	Die Qualifikation derjenigen sichtbar machen, die gesundheitsrelevante Empfehlungen geben
Soziale Bewährtheit	Personen orientieren sich oftmals am Verhalten anderer, die ihnen ähnlich sind, um so Hinweise für die richtige Wahl zu	Die gesundheitsfördernden Handlungen anderer, ähnlicher Patienten hervorheben.

---

[6] Die angegebene Literatur von Cialdini (2010) ist gewiss bemerkenswert.
[7] Ein ähnliches Beispiel stammt von Cialdini et al. (2007, S. 276).

	erhalten.	
Knappheit	Personen messen meistens Dingen, die selten, schnell vergriffen oder schwer zu besorgen sind, einen größeren Wert bei.	Seltene oder stark beschränkte Möglichkeiten zur Wahrnehmung gesundheitsfördernder Verhaltensweisen besonders herausstellen.
Sympathie	Personen neigen dazu, zu denjenigen „ja" zu sagen, für die sie Sympathie empfinden.	Bereiche, in denen eine Ähnlichkeit besteht, herausarbeiten und ehrliche Komplimente geben.
Reziprozität	Personen fühlen sich in der Regel verpflichtet, sich für etwas, das sie erhalten haben, zu revanchieren.	Patienten aufschlussreiche neue Informationen über ihre Störung beziehungsweise Erkrankung geben.
Commitment und Konsistenz	Personen verspüren einen großen Druck, in ihren Worten, Überzeugungen, und Handlugen konsistent zu sein und zu erscheinen.	Personen dazu bewegen, aktive öffentliche Verpflichtungen hinsichtlich ihrer Gesundheit einzugehen – und dies vorzugsweise schriftlich.

Exemplarisch soll nun das Prinzip *Commitment und Konsistenz* näher erläutert, und mit Beispielen aus der Gesundheitsförderung veranschaulicht werden.[8]

Unter diesem Prinzip versteht Cialdini (2010, S. 92):

„Es ist ganz einfach unser geradezu zwanghaftes Bestreben, konsistent (oder konsequent) zu sein oder zu erscheinen, d.h. in Übereinstimmung mit unserem früheren Verhalten zu handeln. Sobald wir eine Entscheidung treffen oder eine Position vertreten, entstehen intrapsychische und interpersonelle Kräfte, die uns dazu drängen, uns konsistent mit dieser Festlegung zu verhalten. Diese Kräfte veranlassen uns zu Reaktionen, die unsere frühere Entscheidung rechtfertigen."

Eine effektive Taktik, um das Commitment und die Konsistenz von Personen zu erhöhen ist die *Fuß-in-die-Tür-Taktik* (Cialdini, 2010, S. 109). Gemäß den Angaben des Autors sollte es möglich sein, durch eine initiale, kleine Aufforderung – diese wäre mit qualitativen Argumenten, wie sie oben beschrieben sind, zu formulieren – die Zustimmung zu einer damit verbundenen größeren zu erreichen.

Den Teilnehmer in einem Fitnessprogramm, die bisher einen inaktiven Lebensstil pflegten, und Sport eher als zeitraubend und anstrengend empfanden, ist demnach zu sagen, dass es völlig ausreicht, nur ein- oder zweimal die Woche mit moderater Intensität körperlich aktiv zu sein. Im Anschluss an die erste Sitzung des Programms sollen die Teilnehmer einen Aktivitätsvertrag unterschreiben und ihre Ziele im Sinne des Korrespondenzprinzips kundtun.

Die schriftliche Erklärung ist eine machtvolle Methode zur Erzeugung eines gesundheitsbewussten Commitments. Zur Steigerung der Effektivität

---

[8] Es ist davon auszugehen, dass dieses Prinzip den stärksten Einfluss auf die Einstellungsänderung hat. Eine Begründung erfolgt im Abschnitt 6.2.1.

dieses Commitments sind folgende Kriterien ausschlaggebend: das Commitment muss aktiv, öffentlich, mühevoll und insbesondere eigenverantwortlich erfolgen (Cialdini, 2010, S. 130). Gerade für das letzte Kriterium, ist es in diesem Fall kontraproduktiv, dass aktive Verhalten zu belohnen. Wie uns die Erkenntnisse der Sozialwissenschaft lehren, fühlen wir uns dann für ein bestimmtes Verhalten innerlich verantwortlich, „wenn wir glauben, dass wir es ohne besonderen äußeren Druck ausgeübt haben" (Cialdini, 2010, S. 132). In anderen Worten: „He who agrees against his will/Is of the same opinion still. "[9]

Zurück zu dem Beispiel mit dem Fitnessprogramm, könnte der Konsistenz druck beachtlich ansteigen, wenn die Teilnehmer ihren Aktivitätsvertrag mitsamt den persönlichen Zielvorgaben ihren Freunden, Verwandten oder dem Ehepartner zeigen.[10] Es ist zu vermuten, dass durch diese öffentliche Festlegung, sowohl das Selbstbild (*Ich bin jetzt eine aktive Person*) als auch die Einstellung (*körperliche Aktivität/Sport finde ich gut*) neu geformt respektive verändert werden. Somit ist es sehr wahrscheinlich, dass die Person mehr als nur einmal pro Woche aktiv sein wird. Weiterhin ist anzunehmen, dass die betreffende Person nun bewusst qualitativ persuasive Argumente auf der zentralen Route elaboriert, da sie vermutlich jetzt dazu die nötige Kompetenz und die kognitive Fähigkeit besitzt.[11] Folgende Argumente zur Verstärkung der Einstellung bzw. des Verhaltens könnten lauten: Wie Sie sehen, fühlen Sie sich schon um einiges besser und aktiver als noch vor einem Monat. Machen Sie weiter so und ihr Wohlbefinden wird sich noch deutlich steigern lassen (expectancy value). Der Grund für Ihren besseren Gesundheitszustand liegt in der allmählichen Steigerung Ihrer körperlichen Aktivität und damit auch in einer Optimierung Ihres Herzkreislaufsystems. Die Stresssymptome lassen nach (causal explanation). Ich denke, dass dürfte ganz in Ihrem Interesse sein, da Sie Ihre Arbeitsprojekte nun deutlich stressfreier und mit dem nötigen Elan angehen können (functionality). Sie können sich wieder ganz auf Ihre Karriere konzentrieren, ohne ständig ausgebrannt zu sein (importance). Sie sollten jedoch keinen Ablasshandel mit Ihrer körperlichen Aktivität betreiben. Nur weil Sie jetzt ausreichend körperlich aktiv sind, heißt dies noch lange nicht, dass Sie fortan mehr rauchen oder sich schlechter ernähren können. Wie neuere wissenschaftliche Daten zu erkennen geben, neigen Menschen oft zu solchen Verhaltensweisen[12] (novelty).

---

[9] Das Zitat stammt von Samuel Butler. Übernommen aus Cialdini (2010, S. 135).
[10] Über die gleiche Vorgehensweise bei Klinikmitarbeitern berichtet auch Cialdini (2010, S. 121).
[11] Idealerweise entspricht dies der linken Seite des Models in Abbildung 2.
[12] Vgl. hierzu den Artikel der Süddeutschen Zeitung mit dem Titel *Ablasshandel mit der eigenen Psyche* vom 3.8.11.

Eine weitere Taktik ist der sogenannte *low ball* Variante, die allerdings etwas moralisch fragwürdig erscheint, aber dennoch für einen guten Zweck eingesetzt werden kann (vgl. Cialdini, 2010, S. 138ff). In diesem Sinne könnte man den potentiellen Interessenten des Fitnessprogrammes als Anreiz für die Teilnahme versprechen, dass in der Zeitung groß über sie berichtet wird. Bildlich vorgestellt beruht die Entscheidung körperlich aktiv zu sein auf der Säule der Bekanntheit. Die Hypothese lautet also, dass die künftige Berichterstattung in der Zeitung, die Personen zu einem gesundheitsbewussten Verhalten motivieren. In der Folge ist weiterhin zu mutmaßen, dass weitere Gründe als die der Bekanntheit hinzukommen etwa mehr Selbstbewusstsein, Steigerung des subjektiven Wohlbefindens, soziales Ansehen etc. Haben sich diese Gründe einmal als *Säulen* zur Stützung der körperlichen Aktivität etabliert, kann der low ball geworfenen werden und die Säule der Bekanntheit zu Fall gebracht werden. Dies geschieht in dem den Teilnehmern mitgeteilt wird, dass die Zeitung die Berichterstattung leider zurückziehen muss. Der Erhalt des körperlich aktiven Lebensstils bleibt wahrscheinlich durch die anderen Gründe erhalten.

Wie bereits in der Einleitung erwähnt wurde, ist die Flut an Gesundheitsangeboten kaum noch zu überblicken. Demzufolge liegt die Relevanz dieser Prinzipien darin begründet, dass sie als kognitive Shortcuts bzw. als Heuristik dienen können, die dem Gesundheitsförderer helfen können, „die entsprechenden Werkzeuge zur Verbesserung der Überzeugungskraft von Botschaften bereitzustellen" (Cialdini et al., 2007, S. 268).

6.2.1 Ranking der Prinzipien

Eine Einstufung der Prinzipien der Persuasion mit Hilfe des ELM vorzunehmen erweist sich als schwierig, wenn man folgende Schlüsse aus diesen Prinzipien zieht. So entfaltet sich die Wirkung der meisten Prinzipien auf der unbewussten Ebene des Geistes, was dann zweitens die tiefergehende Elaborierung der gesundheitsrelevanten Kommunikationsinhalte a priori ausschließt (vgl. Cialdini et al., 2007, S. 277). Wenn überhaupt, so darf vermutet werden, lässt sich ein Einfluss auf die Motivation feststellen. Wie das ELM jedoch vorhersagt, müssen beide Bedingungen, also die Motivation und die kognitive Kompetenz vorhanden sein, um die Information auf der zentralen Route zu elaborieren. Wie oben bereits ausgeführt, ist allein das Prinzip *Commitment und Konsistenz* dazu fähig. Ist es einem Kommunikator erst einmal gelungen, durch eine unwesentliche Aufforderung ein Konsistenzstreben (Motivation) bei dem Rezipienten auszulösen, so spielen alternative Gesundheitsangebote keine Rolle mehr und die Informationsmenge ist kanalisiert. Die gesundheitsbezogenen Argumente können somit tiefgründig verarbeitet werden (Kompetenz). Dies umso mehr, wenn die Rezipienten für ihr Verhalten verantwortlich gemacht werden. Eine dauerhafte Einstellung ist hier vermutlich gewiss.

Für die restlichen Prinzipien wird eine oberflächliche Verarbeitung der Gesundheitsinformation angenommen, da sie periphere Hinweisreize bedienen. So berichtet Cialdini (2010, S. 326), „dass die typische Reaktion auf Knappheit uns in unserer Fähigkeit, klar zu denken, beeinträchtigt." Ein limitiertes Gesundheitsangebot erscheint automatisch wertvoller und wird daher mit großer Wahrscheinlichkeit auch eher wahrgenommen. Ein ähnlich festes Handlungsmuster ist zu erkennen, wenn Personen nur auf Symbole, wie Titel und Kleidung, reagieren, „anstatt auf die eigentliche Autorität" (Cialdini, 2010, S. 291). Bei dem Prinzip der *Sympathie*, wäre das Auslösemerkmal für Compliance Attraktivität und Ähnlichkeit. Ist ein Teilnehmer in einem Gesundheitsprogramm einer anderen Person ähnlich, zum Beispiel in einigen Persönlichkeitseigenschaften, so erhöht sich die Wahrscheinlichkeit, dass diese Person das Programm ebenfalls besucht. Damit ist auch das Prinzip der sozialen Bewährtheit angesprochen. Ist die Person nämlich unsicher, welches Gesundheitsprogramm sie wählen soll, so richtet sie ihre Aufmerksamkeit auf das Verhalten anderer (vgl. Cialdini, 2010, S. 212).

All diese fünf Prinzipien beruhen so gesehen auf peripheren Hinweisreizen, was in der Folge eine überdauernde Einstellungsänderung unwahrscheinlich macht. Der Faktor Einstellung in der Theorie des geplanten Verhaltens wäre demzufolge wirkungslos.

7 Zum Schluss: Eine kritische Reflexion

In der Tat, lastet auf der persuasiven Kommunikation ein negativer Ruf. Sie sei manipulativ. Wie hier, so auch in anderen Lebensbereichen, die kritische Fragen aufwerfen, wäre es verfehlt in den Kategorien schwarz und weiß zu denken. Die Welt ist grau. So betrachtet, hängt es von der jeweiligen Perspektive des Kommunikators ab, ob seine persuasiven Mitteilungen nun einen manipulativen Charakter haben oder nicht. Ein Automobilhändler, der nur auf seinen eigenen ökonomischen Vorteil bedacht ist, zeigt die eine Seite. Ein wissenschaftlicher Gesundheitsförderer versucht zwar auch sein Produkt Gesundheit zu verkaufen, doch strebt er nach dem empirischen Wohl der Personen. Beide bedienen sich den Prinzipien der persuasiven Kommunikation. Die Konsequenz aber, ist jeweils eine völlig andere.

Damit aber ist der Vorwurf der Manipulation noch nicht vollständig entkräftet. Überhaupt, was ist eigentlich unter einer Manipulation zu verstehen? Der lateinische Begriff, mit Bedeutung *Handhabung* oder *Handgriff*, ist die „gezielte und verdeckte Einflussnahme, die auf einer Steuerung des Erlebens und Verhaltens von Einzelnen oder Gruppen zielen [...]" (Hogan, 2007, S. 241). Ob bei der Verwendung der Prinzipien in der Gesundheitsförderung ein Steuerungsprozess, im Sinne einer Kontrolle, zu Grunde liegt, mag doch sehr zu bezweifeln sein. Die Prinzipien dienen einzig und allein dazu, die Personen zu einer gesundheitsbewussten Einstellung und einem entsprechendem Verhalten zu bewegen. Der Einfluss anderer Kommunikatoren mit ihren scheinbaren Gesundheitsversprechen soll damit unterbunden werden. Sodann obliegt es dem *freien* Willen[13] bzw. des kritischen Dekodierens, wie sich Kopperschmidt (1976, S. 180) ausdrückt, ob sich die Personen tiefer mit den Gesundheitsinformationen befassen und ihr Verhalten aufrechterhalten werden.

Es bleibt noch zu erwähnen, dass der Einfluss der persuasiven Kommunikation selbstverständlich nicht bei allen Individuen wirkt. Insbesondere Menschen mit stark verankerten Glaubenssätzen[14] erscheinen immun gegen den Versuch, sich von ihrer falschen Überzeugung zu trennen. Kreationisten, Esoteriker und andere verblendete Dogmatiker jeglicher Couleur müssen an dieser Stelle leider immer noch mit ihrem Wirken auf dieser Welt genannt werden. Diesen Personen seien die Worte Walter Lippmanns nahegelegt: „Wo alle das Gleiche denken, denkt niemand besonders viel."[15]

---

[13] Darüber scheiden sich bekanntlich die akademischen Geister.
[14] Hier sei an das Beispiel mit der „Leiche" von Dilts (2006) erinnert.
[15] Übernommen aus Cialdini (2010, S. 155).

19

Literatur

Bartholomew, L.K., Parcel, G.S., Kok, G., Gottlieb, N.H. & Fernandez, M.E. (2011). *Planning Health Promotion Programs. An Intervention Mapping Approach* (3. Aufl.). San Francisco: Jossey-Bass.

Braun, R. (2007). *Die Macht der Rhetorik. Besser reden – mehr erreichen* (2., aktualisierte und überarbeitete Aufl.). München: Piper.

Burkart, R. (2002). *Kommunikationswissenschaft* (4. Aufl.). Wien, Köln, Weimar: Böhlau Verlag.

Cialdini, R.B. (2010). *Die Psychologie des Überzeugens. Ein Lehrbuch für alle, die ihren Mitmenschen und sich selbst auf die Schliche kommen wollen* (6., vollständig überarbeitete und ergänzte Aufl.). Bern: Huber.

Cialdini, R.B., Maner, J.K. & Gerend, M.A. (2007). Persuasion. In J. Kerr, R. Weitkunat & M. Moretti (Hrsg.), *ABC der Verhaltensänderung. Der Leitfaden für erfolgreiche Prävention und Gesundheitsförderung* (S. 267-277). München: Elsevier.

Dilts, R.B. (2006). *Die Veränderung von Glaubenssystemen: NLP-Glaubensarbeit* (4. Aufl.). Paderborn: Jungfermann.

Ernst, E. (2005). Werden Sie Scharlatan. *Skeptiker Heft*, 1, 33-34.

Fishbein, M. & Ajzen, I. (1975). *Belief, Attitude, intention and behavior: An introduction to theory and research*. Reading, MA: Addison-Wesley.

Felser, G. (2007). *Werbe- und Konsumentenpsychologie* (3. Aufl.). Berlin, Heidelberg: Springer.

Glanz, K., Rimer, B.K. & Viswanath, K. (2008). Theory, Research, And Practice In Health Behavior And Health Education. In K. Glanz, B.K. Rimer & K. Viswanath (Hrsg.), *Health Behavior and Health Education. Theory, Research, And Practice* (S. 23-40). San Francisco: Jossey-Bass.

Hogan, K. (2007). *Überzeugen*. Bern: Huber.

Katz, D. (1960). The functional approach to the study of attitudes. *Public Opinion Quarterly*, 24, 163-204.

Kopperschmidt, J. (1976). *Allgemeine Rhetorik. Einführung in die Theorie der Persuasiven Kommunikation* (2. Aufl.). Stuttgart, Berlin, Köln, Mainz: Kohlhammer.

Luszczynska, A. & Sutton, S. (2007). Einstellungen und Erwartungen. In J. Kerr, R. Weitkunat & M. Moretti (Hrsg.), *ABC der Verhaltensänderung. Der Leitfaden für erfolgreiche Prävention und Gesundheitsförderung* (S. 75-90). München: Elsevier.

McGuire, W.J. (1972). Attitude Change: The Information-Processing Paradigm. In C.G. McClintock (Hrsg.), *Experimental Social Psychology* (S. 108-141). New York: Holt, Rinehart & Winston.

McGuire, W.J. (1998). Theoretical Foundations of Campaigns. In R.E. Rice & C.K. Atkin (Hrsg.), *Public Communication Campaigns* (S. 43-65). Newbury, London, New Delhi: Sage.

Miller, G.R. (2002). On Being Persuaded: Some Basic Distinctions. In J.P. Dillard & M. Pfau (Hrsg.), *The Persuasion Handbook. Developments in Theory and Practice* (S. 3-16). Thousand Oaks, London, New Delhi: Sage.

Montano, D.E. & Kasprzyk, D. (2008). Theory of Reasoned Action, Theory Of Planned Behavior, And The Integrated Behavioral Model. In K. Glanz, B.K. Rimer & K. Viswanath (Hrsg.), *Health Behavior and Health Education. Theory, Research, And Practice* (S. 67-96). San Francisco: Jossey-Bass.

Petty, R.E. & Cacioppo, J.T. (1986). *Communication and Persuasion. Central and Peripheral Routes to Attitude Change*. New York: Springer.

Petty, R.E. (1994). Two Routes to persuasion: State of the art. In G. d'Ydewalle & P. Eelen (Hrsg.), *International perspectives on psychological science* (The state of the art, 2, S. 229-247).

Petty, R.E. & Wegener, D.T. (1998). Attitude Change: Multiple roles for persuasion variables. In D.T. Gilbert, S.T. Fiske & G. Lindzey (Hrsg.), *The handbook of social psychology* (S. 323-390). Boston: McGraw-Hill.

Petty, R.E., Barden, J. & Wheeler, S.C. (2009). The Elaboration Likelihood Model Of Persuasion: Developing Health Promotion For Sustained Behavioral Change. In R.J. DiClemente, R.A. Crosby & M.C. Kegler (Hrsg.), *Health Promotion Practice And Research* (S. 185-214). San Francisco: Jossey-Bass.

Rescher, N. (2010). *On Rules and Principles. A Philosophical Study of their Nature and Function.* Heusenstamm: ontos.

Schlicht, W. & Strauß, B. (2003). *Sozialpsychologie des Sports.* Göttingen: Hogrefe.

Shannon, C.E. & Weaver, W. (1949). *The mathematical theory of communication.* University of Illinois Press: Urbana Champaign.

Stiff, J.B. & Mongeau, P.A. (2003). *Persuasive Communication* (2. Aufl.). New York: The Guilford Press.

Traut-Mattausch, E. & Frey, D. (2006). Kommunikationsmodelle. In H.-W. Bierhoff & D. Frey (Hrsg.), *Handbuch der Sozialpsychologie und Kommunikationspsychologie* (S. 536- 544). Göttingen: Hogrefe.

Wänke, M. & Bohrer, G. (2006). Einstellungen. In H.-W. Bierhoff & D. Frey (Hrsg.), *Handbuch der Sozialpsychologie und Kommunikationspsychologie* (S. 404-422). Göttingen: Hogrefe.

Watzlawick, P., Beavin, J.H. & Jackson, D.D. (2011). *Menschliche Kommunikation. Formen, Störungen, Paradoxien* (12., unveränderte Aufl.). Bern : Huber.